SUR

L'INSÉNESCENCE INTELLECTUELLE

OU

DU SENS INTIME

DISCOURS

Prononcé à la Séance publique et solennelle de rentrée de l'École
préparatoire de médecine et de pharmacie de Tours,

Le 30 novembre 1863

SOUS LA PRÉSIDENCE DE M. LE RECTEUR DE L'ACADÉMIE DE POITIERS

Par A. HAIME,

Docteur en médecine de la faculté de Paris,
Professeur de pathologie interne à l'École de médecine de Tours,
Chevalier de l'ordre impérial de la Légion d'honneur;
Médecin en chef des prisons de la ville de Tours; Membre du conseil
d'hygiène et de salubrité,
Médecin des épidémies et Inspecteur des pharmacies de l'arrondissement;
Membre titulaire de la Société médicale d'Indre-et-Loire;
Membre correspondant de l'Académie impériale
de médecine, *Correspondant spécial* de la Société de médecine de Paris;
Associé correspondant de l'académie chirurgicale de Madrid,
de l'Institut médical de Valence (Espagne), etc., etc.

~~~~~~~~~~~~~

TOURS

IMPRIMERIE LADEVÈZE

1863

1864

DISCOURS

PRONONCÉ PAR

M. LE DOCTEUR HAIME

Le 30 novembre 1863

A LA SÉANCE DE DISTRIBUTION DES PRIX DE L'ÉCOLE
DE MÉDECINE ET DE PHARMACIE DE TOURS.

_____

> L'exemple fait passer le précepte
> avec lui.
>
> LAFONTAINE.

MONSIEUR LE RECTEUR,

MESSIEURS,

En sortant d'une séance solennelle de l'Académie des inscriptions et belles-lettres, où un orateur avait su vivement intéresser le public, le savant académicien Raynouard déplorait ce succès, qu'il qualifiait d'insolite. « Vous verrez, dit-il, que ce collègue « nous fera perdre le privilége d'être ennuyeux! »

De quelles appréhensions ne suis-je pas saisi au souvenir de cette maligne et spirituelle boutade, et, par une préoccupation toute naturelle, combien ne dois-je pas souhaiter d'échapper, si peu que ce soit, à ce triste privilége?...

Je ne dissimulerai donc pas l'embarras où je me suis trouvé, alors que m'incombait de nouveau le dangereux honneur de porter la parole dans cette solennité, devant cette imposante assemblée, devant vous, Messieurs, qui avez bien voulu venir nous encourager de votre présence, et témoigner ainsi de votre bienveillant intérêt pour notre École.

Personne n'ignore qu'il est bien difficile de parler science ou de traiter une question didactique, quelquefois rebattue, sans courir le risque de fatiguer bientôt l'attention de l'auditoire. On sait trop également que si les discussions purement scientifiques présentent de l'intérêt pour les adeptes, elles sont généralement peu attrayantes pour beaucoup d'auditeurs. Cependant, il fallait bien me résoudre à entreprendre une tâche ingrate, mais obligatoire, sauf à m'inspirer d'un sujet susceptible, par sa nature même, de faire excuser, jusqu'à certain point, le peu d'autorité de l'interprète.

Dans un précédent discours, en 1856, je m'étais proposé de disserter brièvement sur les différents âges de la vie de l'homme, avec l'intention avouée d'honorer, de célébrer la vieillesse. Aujourd'hui, Messieurs, je veux essayer de faire voir que, parmi les hommes qui cultivent les sciences ou les lettres, l'intelligence se conserve généralement plus jeune et plus active que chez la plupart des autres. En un mot, je veux vous entretenir d'un point de biologie-psychologique, de cette faculté pour l'esprit de ne pas vieillir, de ce phénomène enfin décrit sous le nom d'*insénescence du sens intime* par le professeur Lordat, de Montpellier, dont ce vénérable et savant médecin, au moins nonagénaire, est lui-même un des exemples les plus frappants.

Notre intention n'est pas de suivre M. Lordat dans la doctrine qu'il a voulu établir, et dans laquelle il professe, d'une manière trop absolue sans doute, que la force vitale vieillit, tandis que le sens intime va toujours se perfectionnant et ne vieillit jamais. Cette opinion, ainsi posée, est trop facile à combattre pour que nous songions à la faire partager comme un axiome ou une vérité généralement admissible. M. Lordat n'est point parvenu à démontrer que, malgré les progrès de l'âge, et au milieu *des ruines de son vieux manoir*, comme il dit dans son langage pittoresque, le sens intime demeure dans son intégrité.

Nous serions ici en contradiction non-seulement avec presque

tous les médecins, les philosophes ou les moralistes qui ont
étudié la nature humaine, mais encore avec le témoignage
unanime, qui ne saurait être récusé quand il s'agit d'un fait
d'observation journalière et à la portée de tous. Nous voulons
donc seulement montrer, nous le répétons, que les exemples
d'insénescence intellectuelle sont bien moins exceptionnels
chez les savants, les littérateurs, les hommes adonnés aux
travaux de l'esprit, que chez les autres.

Ce n'est pas, d'ailleurs, une remarque nouvelle que la conservation des forces de l'esprit, au milieu de la décadence des
forces physiques, et jusque dans l'âge le plus avancé, chez
certaines natures d'élite. Il suffit de rappeler le traité *de
Senectute*, de Cicéron, ou bien ce que dit Sénèque de l'accrois-
sement des forces de son esprit à mesure qu'il avance dans la
vieillesse : *Non sentio in animo ætatis injuriam quum sentiam
in corpore* (1).

Toutefois, gardons-nous de faire une loi générale de ce qui
s'observe plus ou moins fréquemment chez les savants devenus
vieux. Ce serait gâter notre thèse en la forçant et l'exagérant.
N'oublions pas qu'une des façons laudatives très-ordinaires à
notre temps est de dire à quelqu'un qui vieillit : « Jamais votre
talent n'a été plus jeune; » de même qu'on voudrait faire
croire à tel autre que son physique n'accuse pas son âge. Ne
les écoutons pas trop ces flatteurs; il vient toujours un moment
où l'âge qu'on a au-dedans se trahit au dehors.

Mais revenons à notre question.

Les savants, à un certain point de vue, sont les hommes
les plus heureux du monde. Ils offrent tous, à un degré
quelconque, le phénomène de *l'insénescence*. Leurs cheveux
blanchissent et tombent, leur visage se ride, leur corps
s'affaisse, mais leur esprit reste plus ou moins jeune, alerte
et ardent. On peut se rendre compte de cette prérogative. La
plupart des carrières que se proposent de parcourir les autres

(1) Epistola xxv.

hommes sont limitées, la science ne l'est pas. « Quand j'aurai gagné tant de mille francs de rente, dit le commerçant ou l'industriel, je me retirerai. » — « Quand j'aurai, dit le soldat, la grosse épaulette et la rosette d'officier, j'irai cultiver mon jardin et goûter les douceurs de la vie champêtre. » — « Au bout de trente ans, dit l'employé, je prendrai ma retraite avec les appointements de chef de bureau, » etc., etc. Ces espérances se réalisent; l'heure sonne, ils disent : « J'ai fini. Je vais donc me reposer, et, libre de collier, vivre et jouir à ma guise. » Hélas ! ce : *J'ai fini*, conduit bientôt à un autre résultat plus triste. Ils ne tardent pas à s'en apercevoir, et cette découverte les tue.

Pour le savant, au contraire, l'heure du repos ne sonne jamais. Il est en présence d'une chose infinie; le chemin parcouru ne compte pas ou compte à peine; il a toujours tout à faire ; il doit se croire toujours au commencement; il est, quoi qu'il fasse, un écolier, presque un enfant, et il en conserve souvent les heureuses allures jusqu'aux dernières limites de l'âge. Allures d'esprit, s'entend : nous ne parlons pas de celles du corps, car c'est là surtout qu'est la dissemblance ! Enfin, à peu près dans le même ordre d'idées, on sait que, pour la plupart des fonctions actives, c'est l'affaiblissement des forces physiques qui est une cause d'incapacité, tandis que pour les hommes de science, comme pour le sacerdoce et la judicature, c'est l'affaiblissement de la force intellectuelle ; et il est de fait que cette force peut se maintenir longtemps, même dans les corps les plus débiles. C'est aussi pour cela que, sauf le cas d'infirmités constatées, les savants, les prêtres, les magistrats jouissent du privilége de l'inamovibilité.

A mesure que les années s'écoulent, les choses de l'esprit deviennent la plus aimable et la plus intime compagnie de ceux qui leur ont été fidèles ; et elles partagent, avec les sentiments religieux, le soin des âmes qui ont été atteintes des blessures de la vie. Quelles jouissances n'y a-t-il pas dans la culture des choses de l'esprit? S'il existe en nous deux consciences, celle de l'esprit et celle du cœur, elles sont si étroitement unies dans notre âme indivisible, que l'esprit a sa part dans tout ce que commande le cœur.

Dans une lettre écrite par le père Lacordaire à l'un de ses jeunes amis, on trouve cette pensée : « La vieillesse, qui flétrit « le corps, rajeunit l'âme, quand elle n'est pas corrompue et « oublieuse d'elle-même. »

Voici ce qu'on lit dans un livre remarquable sur l'hygiène philosophique de l'âme, récemment publié par le docteur Foissac :

« Naître, souffrir et mourir, telle est l'inévitable destinée « humaine ; et, lorsqu'une maladie accidentelle ne nous frappe « point avant l'âge, nous sommes appelés à subir les inconvé- « nients de la vieillesse, cet état si redouté de la plupart des « hommes. Mais n'est-il pas possible, facile même, de retarder « cette lente destruction? Ces membres, si agiles autrefois, « deviendront un jour chancelants ; cette main, si ferme et si « vigoureuse, aura peine, un jour, à tenir le bâton qui doit « guider nos pas mal assurés ; cette taille, que nous cherchons « à redresser si haute et si fière, un jour aussi ploiera sous le « faix des années ; cette intelligence, qui fait notre orgueil, « équivaudra à peine à celle d'un frêle enfant ; ce sang, qui « bouillonne dans nos veines, se glacera, épuisé ; ces nerfs, « doués d'une sensibilité si exquise, seront frappés par la « paralysie ; tous nos sens s'éteindront peu à peu.

« Cependant, ajoute l'auteur, pour le sage, le savant, l'homme « d'études, l'intelligence, bien des faits le prouvent, ne périt « pas si vite, et résiste davantage à la destruction générale. »

Les hommes passent et la science s'accroît, a dit Bacon : *Multi pertransibunt et augebitur scientia.* L'augure se vérifie tous les jours.

N'est-il pas avéré, aussi, que certains hommes, les hommes d'État, par exemple, en ajoutant chaque jour à ce qu'ils savent,

ne vieillissent pas et sont plus utiles à mesure qu'ils avancent
en âge? Tels furent, entre autres, Metternich, Talleyrand,
Nesselrode, ces Nestors de la diplomatie européenne.

Les faits, les notions dont se composent les sciences vont
donc en augmentant sans cesse d'âge en âge, et se transmettent
de génération en génération : la société est comme un homme
immortel qui apprend toujours. Les lettres, au contraire, ont
leurs époques d'éclat et d'obscurcissement, de force et de
défaillance, et, consistant presque exclusivement dans des sentiments et des idées, dans des manières de sentir et de s'exprimer,
elles ne se transmettent pas, elles se réveillent à des moments
donnés et chez certaines nations, car elles ne s'importent pas
non plus. Ce n'est point dans des archives que le génie va les
chercher, c'est dans le cœur, c'est dans l'âme humaine.

Parmi les hommes de science dont les travaux ont été conti-
nués le plus longtemps, nous devons citer d'abord l'agronome
Tessier, dont le nom rappelle une des carrières les plus longues
et les plus laborieuses, consacrées au service de l'humanité, et
surtout de la plus utile des sciences, de l'agriculture. Tessier,
qui, à 92 ans, continuait d'écrire, d'enseigner, et, jusqu'à
97 ans, fut un des membres les plus actifs de l'Académie des
sciences, dans laquelle il siégea bien au-delà d'un demi-
siècle (1).

Les Linné, les Buffon, les Parmentier, les Daubenton furent
ses maîtres; les Gilebert, les Huzard, les Vilmorin, les Laber-
gerie furent ses collègues et ses collaborateurs. C'est lui qui a
découvert dans une petite ville de Normandie, et introduit à
Paris dans le monde savant, le modeste secrétaire d'une obscure
société agricole, auquel on a depuis élevé des statues, et qui
fut l'illustre George Cuvier!

Il serait trop long de passer en revue tous les savants anciens
ou modernes qui ont eu le privilége de conserver jusqu'à la fin

---

(1) Un monument a été élevé, l'an dernier, à la mémoire de ce savant agronome,
par ses compatriotes, à Angerville, département de Seine-et-Oise.

d'une longue vie, l'usage et l'intégrité de leurs hautes facultés. Tels furent, parmi les derniers, Fontenelle, Newton, Duverney, Adanson, Biot, Blumenbach, Duméril, De Humboldt, Thénard, etc.

A propos de Thénard, permettez-moi, Messieurs, de rappeler devant vous quelques passages touchants de l'éloge, si éloquent et si mérité, que consacrait naguère à sa mémoire le docteur Frédéric Dubois, secrétaire perpétuel de l'Académie impériale de médecine, prenant dans ses dernières années l'illustre et bienfaisant chimiste :

M. Thénard, dit l'éminent panégyriste, aurait pu tenir le langage que Cicéron prête au savant maître d'Isocrate. « Et moi « aussi, aurait-il pu dire, je n'ai pas à me plaindre de la vieil-« lesse, *et nihil habeo quod accusem senectutem*, puisque, après « de longs jours honnêtes et utiles, j'ai trouvé des jours non « moins doux et non moins désirables. »

Ainsi, la vieillesse, si triste par fois, même pour l'homme de lettres, peut devenir pour l'homme de science l'époque la plus heureuse et la plus douce de sa vie.

Le savant n'a pas trop d'une longue existence pour assurer sa gloire, c'est quelquefois à ses derniers jours qu'il en trouve le complément. Mais de quelle auréole n'entoure-t-il pas son nom lorsque, après s'être illustré par de longs travaux, il vient, comme Thénard, prendre en main la plus noble des causes, celle de l'infortune imméritée; quand il vient faire un touchant appel à ses concitoyens, non pas pour lui, mais pour de pauvres savants qui, eux aussi, jusqu'au sein de la misère, contribuent à la grandeur de la commune patrie? (1)

Le poëte peut mourir jeune; à ce moment suprême il peut encore se grandir; il peut, comme André Chénier, essayer encore sa lyre au pied de l'échafaud; et, s'il y monte, c'est

_____

(1) On sait que, deux ans avant sa mort, Thénard fonda et institua *la Société de secours des Amis des sciences*, qu'il commença par doter lui-même d'une somme de 20,000 fr.

pour lui comme un piédestal qui, par delà les spectateurs attendris, le signale aux générations futures pour qu'il en devienne l'éternel entretien.

Que si, au contraire, la mort vient à frapper un jeune savant, il n'y a qu'un cri de douleur et de regret! Et qu'est-ce, quand elle vient à faire tomber une tête comme celle d'un Lavoisier, toute pleine de science acquise et de science en germe!

Quant aux médecins, en général, bien que doués d'une égale aptitude intellectuelle, ils sont peut-être moins favorisés que beaucoup d'autres savants, sous le rapport de l'insénescence. Parmi eux, les exemples de longévité sont plus rares, et depuis le père de la médecine qui mourut, dit-on, au moins centenaire, on citerait peu de médecins ayant dépassé l'age de 80 ans. Les nombreuses études et l'exercice de la médecine usent doublement leur vie. Aux fatigues incessantes du corps, s'ajoutent les veilles, les préoccupations constantes, les soucis de l'esprit. Cependant, il existe aussi à cet égard d'heureuses exceptions, parmi lequelles nous en citerons deux remarquables. C'est ainsi qu'un des plus célèbres et des plus savants praticiens de Paris, Portal, membre de l'Académie des sciences, fournit une très-longue carrière, puisque, né en 1742, il mourut en 1832, âgé de 90 ans. Une autre exception, outre celle de M. Lordat, déjà mentionnée, concerne le docteur Guyétant, auteur d'un livre récent sur *la longévité*, présenté à l'Académie des sciences, dans la séance du 27 avril dernier, par M. Flourens, qui, à cette occasion, fait observer que ce vénérable confrère prêche vraiment d'exemple, puisqu'il est presque centenaire.

Nous venons de prononcer le nom de M. Flourens. Quel savant est plus digne de notre admiration que cet éminent physiologiste, secrétaire-perpétuel de l'Académie des sciences, et en même temps, membre de l'Académie française, qui, dans un âge déjà fort avancé, ne cesse de produire, et vient de s'illustrer encore par de récents et importants travaux, notamment par ses études vraies sur le cerveau, qui ne peuvent qu'ajouter à sa renommée, et contribuer à assurer sa gloire?

Mais la science, on le sait, ne s'acquiert que par l'étude et par le travail, cette loi imposée par Dieu à l'homme, placé par lui sur la terre. Et qu'elles sont vraies ces éloquentes paroles, adressées par son excellence M. le ministre de l'instruction publique aux associations Polytechnique et Philotechnique, lors de leur distribution des prix, le 8 février dernier! « Si tu « veux vivre, a dit le ministre, travaille ; si tu veux le bien- « être, travaille encore; si tu veux la fortune et la répu- « tation, travaille toujours. »

Debout donc, dirons-nous à notre tour aux jeunes émules de nos écoles, debout et à l'œuvre, afin d'entretenir le flambeau de la science, et de lui assurer de nouvelles conquêtes; la culture de l'esprit vieillit moins que l'oisiveté. Ayez l'intelligence occupée, et vous aurez l'âme tranquille. Les heures vides sont les heures dangereuses ; pour les remplir, ayez recours à la science, elle vous en donnera toujours les moyens. C'est une excellente hygiène morale et aussi une distraction salutaire, un plaisir profitable, un passe-temps digne de la sainteté et de la pureté du foyer domestique.

Ces conseils, d'ailleurs, nous semblent avoir le mérite de l'opportunité, s'il est vrai, comme l'a fait remarquer M. Babinet, de l'Institut, que, de jour en jour, les notions scientifiques, même les plus abstraites, se popularisent de plus en plus. Se plaindre des difficultés, dit ce juge compétent, est moins noble que d'essayer de les surmonter. C'est comme si on se plaignait de ce qu'il est plus difficile d'écrire en vers qu'en prose. Mais pour tout il faut le talent, c'est-à-dire l'art de tirer le meilleur parti possible du sujet que l'on traite : C'est une entreprise ardue, dit Pline en tête de sa vaste compilation, que de rendre de la jeunesse aux notions vieillies, de donner de la distinction aux choses banales, de l'éclat aux choses ternies, de l'autorité aux choses contestées, et enfin de fournir à chaque partie ce

qui est dans sa nature et tout ce que comporte la nature même
du sujet.

Maintenant, si nous passons aux grands littérateurs, aux
poëtes et aux plus célèbres écrivains, chez lesquels on a pu
constater la conservation et l'aptitude de l'intelligence jusqu'à
un âge très-avancé, nous citerons d'abord l'illustre *Goethe*, ce
sublime génie, l'un des plus éminents écrivains de l'Allemagne,
mort en 1832, à l'âge de quatre-vingt-trois ans, et qui conserva
jusqu'à la fin toute l'activité de son esprit Cette vaste intelligence, ces facultés fécondes que l'âge n'avait pu ralentir, lui
permirent, même à l'époque la plus avancée de sa vie, de
mettre la dernière main à son grand ouvrage de *Faust*, d'en
faire paraître la seconde partie en 1829, et de publier de
nombreux mémoires sur les différentes branches des sciences
physiques après une multitude d'autres productions poétiques,
littéraires et scientifiques. Huit à neuf ans avant sa mort, vers
l'âge de soixante-quinze ans, il était dans son heureux déclin,
dans le plein et doux éclat du soleil couchant; car, à la vérité,
à part cette seconde et éternelle partie de *Faust*, il créait
peu, mais il revenait sur lui-même, il revoyait ses écrits,
préparait ses œuvres complètes, et, dans un retour réfléchi sur
son passé qui ne l'empêchait pas d'être attentif à tout ce qui se
faisait de remarquable autour de lui et dans les contrées voi-
sines, il épanchait en confidences journalières, dit l'éminent
critique M. Sainte-Beuve, les trésors de son érudition et de
son expérience.

Dans le XVIIᵉ siècle, il y avait des académiciens qu'on citait
pour leur esprit, que n'avaient point altéré les progrès de
l'âge, comme Du Trousset de Valincour, homme d'un goût
exquis, mort à quatre-vingt-sept ans; et d'aimables vieillards,
qui composaient des quatrains habilement tournés, témoin
François de Maucroix, mort nonagénaire, et qui écrivait à
l'âge de plus de quatre-vingts ans :

Chaque jour est un bien du Ciel que je reçoi,
Jouissons aujourd'hui de celui qu'il nous donne ;
Il n'appartient pas plus aux jeunes gens qu'à moi,
Et celui de demain n'appartient à personne.

Le frère de notre grand naturaliste Buffon écrivait encore des vers à l'âge de quatre-vingt-sept ans.

M. Vitet, de l'Académie française, ne rappelait-il pas, dernièrement, que le fécond et aimable Scribe conservait au seuil de la vieillesse l'ardeur et la vivacité d'un esprit de vingt ans ?

Et Châteaubriand, ce génie hors ligne, mort octogénaire, n'étonna-t-il pas ses contemporains, jusqu'à la fin de sa vie, par la fécondité de son esprit, par des créations sublimes bien que parfois originales, et dans lesquelles l'éclat du style le dispute à l'intérêt du récit ?

Et Bernardin de Saint-Pierre, cet aimable auteur qui a si bien peint la nature, et dont les écrits ont été si propres à faire aimer la vertu !

En vain chercherait-on, dans toutes les cours de l'Europe, dit le comte de Ségur, un jeune homme aussi aimable que le prince *de Ligne* l'était à quatre-vingts ans. Rien ne s'était altéré dans ce vase précieux, tout y conservait la fraîcheur de la nouveauté ; son cœur s'était arrêté à vingt ans, et son esprit à trente. Toute sa vie n'a été qu'une longue jeunesse.

Il existe donc des hommes privilégiés, comme certains climats où règne un éternel printemps ; et leur heureuse vieillesse ressemble aux îles fortunées dont les arbres, toujours verts, portent en tout temps à la fois des feuilles, des fleurs et des fruits.

D'ailleurs, comme l'a dit un ancien : *Une longue vie nous apprend à mépriser la mort.*

On quitte avec moins de regret des jouissances qu'on doit si peu garder ; on brave aisément une si faible perte. Un jour de bataille, le vieux soldat rit des longues espérances des jeunes gens, et leur dit : *Devant le canon, nous sommes tous du même âge.*

Lorsque tout Athènes tremblait et se taisait en présence de la garde du tyran *Pisistrate*, le vieux *Solon* seul la bravait et défendait la liberté mourante. Un athénien lui demanda ce qui pouvait lui inspirer tant d'audace, il répondit : *C'est ma vieillesse.*

Si nous ne pouvons échapper aux inconvénients de la vieillesse, cet âge peut, par compensation, faire quelquefois envie aux jeunes ; il offre par l'étude, par la science acquise, par la sagesse, par la raison et l'expérience, par la sérénité de l'âme, plus d'une consolation à qui sait être vieux. Quel mot charmant que celui de Delille qui, à soixante-quinze ans et aveugle, travaillant à un poëme sur la vieillesse, disait gaiement à un de ses amis : « *Je suis trop plein de mon sujet !* »

Mais quiconque n'a pas la sagesse de son âge peut en sentir tout le malheur, ainsi que l'a dit l'écrivain le plus universel des temps modernes, tout en s'écartant lui-même du précepte.

Cette sagesse se rencontre chez les vieillards dont l'intelligence, pleine de sens et de bon esprit, a su éviter de bonne heure de funestes habitudes ; qui ont pu vivre librement sans esclavage et selon les conditions ordinaires de leur nature. Cette sagesse se trouve aussi chez ceux qui ont été imbus de ce précepte : que, si l'ensemble des bonnes habitudes physiques fait la santé, c'est l'ensemble des bonnes habitudes morales qui fait le bonheur ; enfin, chez ceux qui ont observé la règle posée par Cicéron, laquelle consiste à user de ce qu'on a, et à agir en tout selon ses forces, sans en dépasser la mesure.

Si nous n'étions retenu par la juste crainte d'allonger démesurément ce discours, il nous serait facile de multiplier les exemples de grands travailleurs, de savants, de penseurs profonds, qui ont fait preuve de sagesse jusqu'à la fin de leur longue carrière. Mais, désireux de nous renfermer dans de certaines limites, nous nous hâtons de le terminer, en citant quelques modèles pris parmi les hommes illustres de Plutarque.

Rappelons d'abord, Solon, le grand législateur d'Athènes, qui vécut près de cent ans, et dont la devise était : *En tout, consi-dérez la fin.*

Puis Thalès, mort à quatre-vingt-douze ans, qui avait pour maxime : *Connais-toi toi-même*; qui fut des premiers à expliquer physiquement les éclipses et qui disait : *Tout est plein de Dieu!*

Cléobule, roi de Rhodes, dont les maximes étaient : « *De la mesure en tout; faites du bien à vos amis pour vous les attacher davantage, et à vos ennemis pour en faire des amis!* »

Bias, philosophe grec et légiste célèbre, qui, lors de la prise de Priène, sa patrie, et pendant que tous les habitants empor-taient tout ce qu'ils avaient de plus précieux, lui seul n'em-portait rien. On lui en demanda la raison : « C'est, dit-il, que je porte tout avec moi : *Omnia mea mecum porto;* » faisant entendre ainsi que la science et la vertu sont les seuls biens qu'on ne peut nous enlever.

Enfin Sophocle, qui mourut à quatre-vingt-dix ans. Aucun poëte n'a mieux entendu que lui l'art d'exciter dans l'âme des spectateurs les grands ressorts du poëme tragique, la terreur et la pitié. Il conserva la force et le feu de son génie jusque dans un âge fort avancé. D'indignes fils, trop impatients d'avoir sa succession, avaient essayé de le faire interdire, sous prétexte qu'il était incapable de gouverner son bien. Pour sa justifica-tion, Sophocle lut à ses juges sa tragédie d'Œdipe à Colone, qu'il venait d'achever. Ils en furent tellement charmés, qu'ils se prononcèrent unanimement en sa faveur, et ses enfants s'en allèrent couverts de honte et d'infamie.

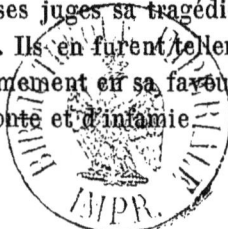